# BEI GRIN MACHT SICH IHR
# WISSEN BEZAHLT

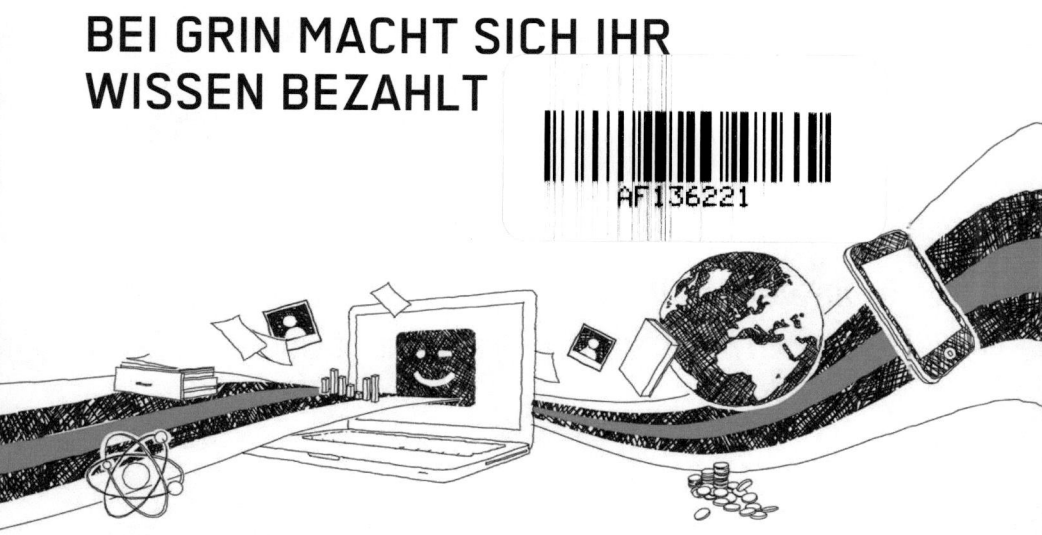

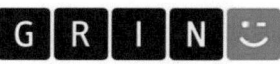

# Implementierung des Case Managements im Krankenhaus

Inwieweit stellt die Einführung des Prozesses einen Vorteil für Krankenhäuser dar?

Valentina Baio

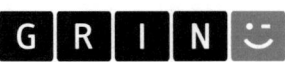

**Bibliografische Information der Deutschen Nationalbibliothek:**

Die Deutsche Nationalbibliothek verzeichnet diese Publikation in der Deutschen Nationalbibliografie; detaillierte bibliografische Daten sind im Internet über http://dnb.d-nb.de abrufbar.

ISBN: 9783346615176
Dieses Buch ist auch als E-Book erhältlich.

Druck und Bindung: Books on Demand GmbH, Norderstedt Germany
Gedruckt auf säurefreiem Papier aus verantwortungsvollen Quellen

Das vorliegende Werk wurde sorgfältig erarbeitet. Dennoch übernehmen Autoren und Verlag für die Richtigkeit von Angaben, Hinweisen, Links und Ratschlägen sowie eventuelle Druckfehler keine Haftung.

Das Buch bei GRIN: https://www.grin.com/document/1185539

# Inhaltsverzeichnis

## Abkürzungsverzeichnis

| | |
|---|---|
| DRG | Diagnose Related Group |
| DGCC | Deutsche Gesellschaft für Care und Case Management |
| o.J. | ohne Jahr |
| o.S. | ohne Seite |

# 1. Einleitung

Um den knapp werdenden Ressourcen entgegenzusteuern und den Patienten die bestmögliche Versorgungsqualität bieten zu können, wurde die Implementierung des Case Managements in Krankenhäusern vorangetrieben. Durch die Einführung der „Diagnose Related Group", die zur einheitlichen Fallabrechnung eingesetzt wurde, erhöht sich der Druck auf die Krankenhäuser, die Rate der Wiederaufnahmen zu senken (vgl. *Hans Böckler Stiftung*, 2020, o.S.). An dieser Stelle ist der Einsatz des Case Managements Prozesses von hoher Bedeutung. In Anbetracht eines effektiven Entlassungsmanagements erhalten Patienten auch nach einem Krankenhausaufenthalt eine ausreichende und qualitative Nachversorgung. Gegenwärtig werden Patienten durch den Case Manager engmaschig betreut und erhalten passende Angebote zu den benötigten Pflegeleistungen. Die Betrachtung der wirtschaftlichen Bedingungen der Krankenhäuser zeigt auch, dass eine Implementierung des Prozesses die Kosten-Erlös Situation verbessert (vgl. *Universitätsklinikum Frankfurt*, o.J., o.S.).

Die folgende Seminararbeit thematisiert die Implementierung des Case Managements im Krankenhaus. Die zentrale Forschungsfrage beschäftigt sich mit der Effizienz einer Einführung dieses Prozesses. Folglich stellt sich die Frage, inwieweit der Einsatz von Case Management Vorteile für Krankenhäuser bringt.

Die Seminararbeit stützt sich auf den Leitfaden zur formalen Gestaltung für Seminar-/Hausarbeiten Stand Mai 2021.

# 2. Definition Case Management

Das Casemanagement beinhaltet die bedarfsorientierte Steuerung einer bestimmten Fallsituation, die zur Bewältigung einer klientenzentrierten Problematik angewendet wird. Dabei werden dem Patienten Unterstützung, Begleitung, Behandlung sowie Förderung und Versorgung geboten. Ursprünglich stammt das Case Management aus Amerika und verfolgt das Ziel, Patienten, die einer akuten Krankheit ausgesetzt sind, alle notwendigen Gesundheitsleistungen bereitzustellen (vgl. *DGCC*, 2020, S. 2-3).

## 2.1 Die Phasen des Casemanagements

Der Case Management Prozess ist durch sechs Phasen strukturiert, dem Intake, dem Assessment, dem Planning, dem Linking, dem Monitoring sowie der Evaluation (vgl. *Monzer*, 2013, S. 69). In der ersten Phase, dem Intake, erfolgt die Auswahl der Fälle sowie die Prüfung des Leistungsanspruches zur Aufnahme in den Case Management Prozess. Dabei wird ermittelt, ob der vorliegende Fall und die zugrundeliegende Problemlage des Klienten für ein Case Management notwendig und sinnvoll sind. Dies kann mithilfe eines Kriterienkatalogs festgelegt werden, in dem zuvor Kriterien beschlossen wurden, welche für eine Aufnahme in das Case Management erfüllt werden müssen. Des Weiteren erfolgen im Intake die Auftragsklärung sowie die Aufklärung über die Rechte und Pflichten des Klienten. Auch werden formale Daten des Klienten erhoben und es erfolgt eine Grobaufnahme seiner aktuellen Situation (vgl. *Fachhochschule des Mittelstandes*, 2014, S. 19). In der zweiten Phase, genannt Assessment, erfolgt eine Ressourcen- und Problemanalyse, die zusammen mit dem Klienten vorgenommen wird. Dabei wird zunächst die aktuelle Situation des Betroffenen erfasst, analysiert und anschließend fachlich beurteilt, um den Versorgungsbedarf zu eruieren. Hierfür werden soziale, medizinische und psychische Aspekte des Klienten begutachtet. Des Weiteren wird die Lebensgeschichte des Patienten festgehalten und sein soziales Umfeld näher betrachtet, um gegebene Ressourcen festzustellen und diese zu aktivieren (vgl. *Ehlers, Müller, Schuster,* 2017, S. 56-57). Um eine detaillierte Auskunft zu erhalten, arbeitet der Case Manager in dieser Phase eng mit den Schnittstellen, wie Ärzten oder Angehörigen zusammen. Beendet wird das Assessment durch die Bedarfsfeststellung (vgl. *Kollak, Schmidt,* 2016, S. 15). In der dritten Phase, dem Planning, werden genaue Ziele gemeinsam mit dem Klienten definiert. Dabei werden Verantwortlichkeiten bestimmt und Kooperationsabsprachen getroffen, die in einem Hilfeplan festgehalten werden. Es ist von hoher Bedeutung, dass im Zuge des Plannings, kurzfristige Ziele eruiert werden, die realistisch, erreichbar und überprüfbar sind. Währenddessen erfolgt eine genaue Darstellung der anstehenden Handlungsschritte. Auch wird ein Zeitplan für die Durchführung sowie für die Überprüfung der Ziele aufgestellt, um diese anschließend besser messen zu können (vgl. *Merchel,* 2019, S. 215 - 216). Die vierte Phase, das Linking, verfolgt die Umsetzung des Hilfeplans durch die Bereitstellung der Hilfeleistungen sowie die Vermittlung des Klienten an bestehende passende Hilfsangebote. Der Case Manager nimmt Kontakt zu möglichen Leistungserbringern auf und koordiniert Termine und weitere Absprachen. Bei Bedarf erfolgt auch eine Begleitung des Klienten zu einem ersten Kennenlernen. Netzwerkarbeit steht in dieser Phase an oberster Stelle. Im Rahmen der Netzwerkarbeit agieren die Case Manager mit verschiedenen Trägern und Berufsgruppen aus differierten Systemen, wie z.B. freien Trägern oder der Kinder und Jugendpsychiatrie. Das priorisierte Ziel dieser Phase ist die Verwandlung des vorab aufgestellten Hilfeplans (vgl. *Österreichische Gesellschaft für Soziale Arbeit,* 2020, S. 56). Die fünfte Phase definiert das Monitoring. Das Monitoring erfolgt als Überwachung der Zielerreichung des Hilfeplans. Der Case Manager fungiert hier als kritischer Prozessbeobachter, der die Leistungen und deren Wirksamkeit sowie die Qualität und die Ergebnisse genauer betrachtet und bewertet. Infolgedessen kann der Case Manager erkennen, ob es einen Änderungsbedarf in der Hilfeplanung gibt und ob ein Re-Assessment erforderlich ist (vgl. *Haslinger-Katzmeier,* 2017, S.252). Die letzte Phase, die Evaluation, beinhaltet die Überprüfung der Ergebnisse zur Zielerreichung. Dabei richtet sich die Evaluation auf die Erreichung, der im Hilfeplan festgelegten Ziele, die Qualität der

Hilfeprozesse, die Zufriedenheit des Adressaten sowie die Zufriedenheit weiterer am Prozess beteiligter Akteure. Die Evaluation erfolgt immer zum Ende eines Case Management Prozesses (vgl. *Kollak, Schmidt*, 2019, S. 33 – 40).

## 2.2 Anforderungsprofile und Kompetenzen der Case Manager

Zu dem Anforderungsprofil des Case Managers gehören die Kooperations- und Koordinations-, die Steuerungs- sowie die selektive Funktion. Dabei fungieren sie als Vermittler, Unterstützer und Anwalt. Case Manager sind oft komplexen Situationen und schwierigem Klientel ausgesetzt. Infolgedessen benötigen sie in erster Instanz ein hohes Maß an Sozialkompetenz. Diese beinhaltet die Kommunikationsfähigkeit, die Kooperationsfähigkeit, die Koordinationsfähigkeit sowie die Fähigkeit zur multidisziplinären Zusammenarbeit. Weitere zentrale Bestandteile der Sozialkompetenz sind Empathie, Toleranz sowie Sensibilität. Dadurch gelingt es dem Case Manager ein Gleichgewicht zwischen allen Interessen, die in einer Handlungssituation vorkommen, herzustellen (vgl. *Löcherbach, Klug, Remmel-Faßbender, Wendt*, 2018, S. 209 – 210, S. 239). Des Weiteren sollte der Case Manager über eine Selbstkompetenz verfügen. Zentrale Kompetenzmerkmale sind dabei Glaubwürdigkeit, Selbstmanagement und ganzheitliches Denkvermögen. Er muss in der Lage sein, sich und seine Handlungen selbst zu reflektieren und anderen, erlebte sowie beobachtete Situationen unparteiisch wiederzugeben. Durch ein erfolgreiches Selbstmanagement strukturiert er sich und handelt überlegt und planvoll. Durch sein ganzheitliches Denken gelingt es ihm, verschiedene Bereiche zugunsten des Klienten zu verknüpfen. Dies ist ein bedeutsamer Baustein der Netzwerkarbeit, welche im Case Management zu den obersten Prinzipien gehört (vgl. *Netzwerk Case Management Schweiz*, 2016, S. 5 – 7). Eine weitere Ebene der Kompetenz bildet die Methodenkompetenz. Diese verfolgt das Ziel, dass der Case Manager ziel- und ergebnisorientiert handelt mit dem Fokus auf eine zielgerechte Umsetzung von fachlichem Wissen sowie der Anwendung ausgewählter Strategien und Vorgehensweisen (vgl. *Reibnitz*, 2015 S. 47). In Anbetracht der Methodenkompetenz, welche die Ebene der erforderlichen Fähigkeiten widerspiegelt, ergeben sich die Fähigkeit zur Konstruktion, die Kommunikationstechnik, die Unterstützungstechnik, die Organisationsfähigkeit sowie die Fähigkeit zur Evaluation. In der Konstruktionstechnik agiert der Case Manager als Akteur zu Ausweitung des sozialen Netzwerkes des Klienten. Dabei verhilft er ihm aktiv beim Aufbau und bei der Aufrechterhaltung von sozialen Netzwerken. In der Kommunikationstechnik fungiert der Case Manager als sogenanntes Bindeglied für kommunikative Prozesse. Im Hinblick auf die Unterstützungstechnik wirkt der Case Manager als Lehrender in sozialen Lernprozessen. Die Organisationsfähigkeit befähigt ihn dazu Sachverhalte zu verknüpfen und aus einzelnen Informationen der Betroffenen eine Gesamtübersicht zu erstellen (vgl. *Löcherbach, Klug, Remmel-Faßbender, Wendt*, 2018, S. 207 – 209). Des Weiteren gehört die Sach- und Systemkompetenz zur Ebene der erforderlichen Kompetenzen eines Case

Managers. Dabei handelt es sich primär um Wissensformen und -bestände. Diese gliedern sich in Erklärungswissen, Handlungswissen, Organisationswissen, Kulturelles Wissen sowie den Kenntnissen der sozialen Infra- und Versorgungsstruktur (vgl. *Löcherbach, Klug, Remmel-Faßbender, Wendt*, 2018, S. 205).

### 2.3 Die Kernfunktionen der Case Manager

In Anbetracht der unterschiedlichen Berufsrollen, lassen sich drei wesentliche Kernfunktionen von Case Managern festhalten, die in allen Modellen impliziert sind. Diese sind die anwaltschaftliche Funktion (Advocacy), die Makler Funktion (Broker) sowie die selektierende Funktion (Gate Keeper). Dabei steuert und kontrolliert der Case Manager die adäquate Versorgung des Patienten und bietet ihm den Zugang zu Gesundheitsleistungen (vgl. *Reibnitz*, 2015, S. 46). In der anwaltschaftlichen Funktion vertritt der Case Manager die Durchsetzung der Interessen des Patienten, da dieser oft nicht im Stande ist, aufgrund schwerer Lebenssituationen oder bestehender Lebenskrise, seine persönlichen Interessen zu vertreten. Der Case Manager agiert dabei aus der Sicht des Patienten und versucht sich in diesen hineinzuversetzen, um das Problem verstehen zu können. Es wird der tatsächliche Versorgungsbedarf des Patienten eruiert und anschließend die Unterstützung zur Durchsetzung von Leistungsansprüchen geboten. Dabei kennt sich der Case Manager mit den Anspruchsvoraussetzungen aus und steht in enger Zusammenarbeit mit den Behörden (vgl. *Hellmich*, 2021, S. 22 – 24). In der Funktion des Brokers fungiert der Case Manager als Vermittler. Er ist zuständig für die Koordination aller erforderlichen Dienste. Dies setzt voraus, dass er fundierte Kenntnisse über Leistungsangebote im Sozial- und Gesundheitswesen besitzt. Auch ist es essenziell, dass der Case Manager ein breites Netzwerk zu Institutionen und Organisationen besitzt, um ein großes Spektrum an Vermittlungsmöglichkeiten bieten zu können. Eine weitere bedeutsame Rolle dieser Funktion besteht in der Beratung des Patienten. Dabei versorgt der Broker den Patienten mit ausreichen Informationen über Verfügbarkeiten, Zugangsvoraussetzungen, Inhalte sowie Qualität der Angebote (vgl. *Österreichische Gesellschaft für Soziale Arbeit*, 2020, S. 31). In der Funktion des Gate Keepers stehen nicht die Interessen des Klienten im Fokus, sondern das Interesse der Gesellschaft. Dabei soll ein Gleichgewicht zwischen den begrenzten finanziellen Ressourcen und den Aufgaben im Sozial- und Gesundheitssystem geschaffen werden. Der Gate Keeper wertet die Zugangsvoraussetzungen eines Patienten zu einer definierten Versorgungsleistung aus. Damit verhindert er, dass unangemessene Ressourcen verbraucht werden. Dies führt dazu, dass die finanziellen Mittel nicht maßlos ausgeschöpft werden und für sinnhafte Ressourcen angewendet werden können. Alle drei Kernfunktionen agieren miteinander und treten in keinem Prozess allein auf (vgl. *Hellmich*, 2021, S. 23).

## 3. Methodik

Zunächst wurde in den theoretischen Grundlagen die Definition des Case Managements er-läutert. Anschließend wurden die Phasen des Case Managements, die Anforderungsprofile und Kompetenzen der Case Manager sowie deren Kernfunktionen vorgestellt (vgl. *Kapitel 2 bis 2.3 dieser Arbeit*). Hierfür wurde mit Hilfe von Google Scholar, Google sowie der Online-bibliothek der Goethe Universität passende Literatur gesucht. Die Suche erfolgte mittels Schlagwörtern, wie Definition Case Management, Kernfunktionen Case Manager, Case Ma-nagement Regelkreis, Phasen des Case Management Prozesses sowie Anforderungen an einen Case Manager. In Kapitel 4 geht der Autor dieser Arbeit auf die Implementierung des Case Managements im Krankenhaus ein. Zunächst wird in Kapitel 4.1. das Case Management Modell des Diakonissen-Stiftungs-Krankenhaus Speyer vorgestellt. Dabei erläutert der Autor das Modell in Form einer sekundären Analyse von bereits vorhandener Literatur. Des Weite-ren werden in Kapitel 4.2. die Vorteile einer Implementierung des Case Managements in Kran-kenhäusern dargestellt. Auch hier wurde eine qualitative Literaturrecherche mit den bereits genannten Suchmaschinen durchgeführt. Dabei wurden Zeitschriften- sowie Internetartikel aus den Jahren 2011 bis 2015 verwendet, um aktuelle Ergebnisse erzielen zu können (vgl. *Kapitel 4 bis 4.2. dieser Arbeit*). Anschließend wird in der Praxisreflexion ein Beispiel eines Patienten durchgeführt, der den Case Management Prozess nach dem Speyerer Modell durchlaufen hat. Dabei bezieht sich der Autor dieser Arbeit auf die selbsterbrachten Erfahrun-gen des Projekts und gibt diese in einem strukturierten Prozess wieder (vgl. *Kapitel 5.*) Die gesamte Arbeit basiert auf einer qualitativen Inhaltsanalyse, um herauszufinden, inwiefern sich eine Einführung des Case Management Prozesses in Krankenhäusern lohnt. Die Gütekriterien der qualitativen Forschung wurden eingehalten, da die einzelnen Schritte der Forschung ver-ständlich und transparent dargestellt worden sind (vgl. *Baur, Blasius,* 2019, S. 474). Die ge-samte Forschung erfolgte deduktiv, da bereits aufgestellte Hypothesen durch vorliegende Li-teratur überprüft wurden.

## 4. Implementierung des Case Managements im Krankenhaus

In den vergangenen Jahren hat sich die finanzielle Lage der Krankenhäuser vehement ver-schlechtert. Bei steigenden Lohnkosten und sinkenden Einnahmen, erhöht sich der Druck auf die entsprechenden Entscheidungsträger, zu handeln. Daraus ergibt sich die Folge von Ein-sparungen durch Personalabbau, bei gleichbleibendem Arbeitsaufkommen. Infolgedessen kommt es zu einer Leistungsverdichtung, die die Frage aufwirft, inwiefern sich hier noch eine Versorgungsqualität garantieren lässt. Das Krankenhaus sieht sich in der Verantwortung, zum einen den Ansprüchen der Gesellschafft und zum anderen den Ansprüchen der Patienten ge-recht zu werden. Dabei beziehen sich die Ansprüche auf die Versorgungsqualität, auf die

Menge der dabei aufgewendeten Ressourcen sowie auf die dafür angewendete Zeit. Um sowohl den finanziellen Engpässen als auch der Gefahr einer sinkenden Versorgungsqualität entgegenzuwirken, müssen Prozesse optimiert werden, die dem Gegensteuern (vgl. *Bostelaar, Pape,* 2008, S. 27-28). Im Jahre 2003 wurde das „Diagnosis Related Group System" für Krankenhäuser eingeführt, das zur Abrechnung aller Betriebskosten durch vorgegebene Fallpauschalen eingesetzt wird. Durch einen Fallpauschalen-Katalog wurden anstatt von Geldbeträgen definierte Fallgruppen erarbeitet, die auf bundesweiter Eben als Maßstab zur Falleinordung dienen. Dabei erfolgt die Zuweisung zu einer Fallgruppe auf der Grundlage der medizinischen Diagnose (vgl. *Bundesministerium für Gesundheit,* 2021, o.S.). Im Fallpauschalen-Katalog ist für jede Fallgruppe eine Bewertungsrelation vorgesehen. Dabei handelt es sich bei den Bewertungsrelationen um Werte, die aufzeigen, ob und in welchem Ausmaß die Fallkosten unter oder über den Durchschnittskosten aller Leistungen liegen (vgl. *Simon,* 2020, S. 28). Tritt der Fall ein, dass ein Patient innerhalb von 30 Kalendertagen erneut in das gleiche Krankenhaus eingewiesen wird, so ist das Krankenhaus verpflichtet die Falldaten des vorherigen Krankenhausaufenthaltes zusammenzutragen und den Fall anschließend in eine Fallpauschale neu einzustufen. Wird der Patient dabei wegen derselben Diagnose eingewiesen, so handelt es sich um keinen neuen Behandlungsfall und es erfolgt eine Fallzusammenführung (vgl. *Health Care Management,* 2015, o.S.). Die Krankenhäuser erhalten somit für beide Krankenhausaufenthalte lediglich einen Pauschalbetrag. Wirtschaftlich betrachtet wirkt sich dies negativ auf die Krankenhäuser aus, weshalb mit der Einführung eines Case Managements die Wiederaufnahmerate sowie die Rate der Fallzusammenführungen gesenkt werden soll (vgl. *Bieber, Geiger,* 2014, S. 26).

## 4.1 Speyerer Casemanagement Modell

Das Diakonissen-Stiftungs-Krankenhaus Speyer hat sich mit der Versorgung von multimorbiden Patienten auseinandergesetzt und ein Konzept entwickelt, um eine Steigerung der Quaität in der Patientenversorgung zu erzielen. Der Schwerpunkt der Behandlung liegt auf Patienten, mit einer Diabetes mellitus Erkrankung in Verbindung mit chronischen Wunden, wie dem diabetischen Fußsyndrom. Dabei fokussiert das Modell die Reduzierung des Drehtüreffekts, bei dem die Wiederaufnahmerate gesenkt werden soll. Ein weiteres Ziel statuiert die Verbesserung der Kosten-Erlös-Situation, die vor der Einführung des Modells von gehäuften Re-Einweisungen und den damit verbundenen Fallzusammenführungen geprägt war. Das Speyerer Modell fungiert hierbei als transsektorales Case Management Modell, das den Behandlungsprozess individuell an die Bedürfnisse des Klienten anpasst und auch die Nachversorgung der Patienten anstrebt (vgl. *Deimel, Müller,* 2012, S. 236-237). Das Modell verläuft nach einem standardisierten Verfahren und orientiert sich an den Schritten des Case Management Regelkreises. Im ersten Schritt, der Aufnahme, erfolgt die Überprüfung, ob der vorgegebene Patient für die Aufnahme in den Case Management Prozess in Frage kommt. Die Kriterien für die Aufnahmen in den Prozess sind, die Diagnose einer Diabetes mellitus in Verbindung mit einem diabetischen Fußsyndrom, eine Multimorbidität sowie eine erneute Aufnahme in ein Krankenhaus innerhalb von 30 Tagen nach der Entlassung. Im weiteren Vorgehen erfolgt das Assessment, die sogenannte Bedarfserhebung. Durch ein Erstgespräch nimmt der Case Manager alle wichtigen Patientendaten auf. Dabei werden auch die vorhandenen Ressourcen sowie die Selbstpflegekompetenzen eruiert. Aus der Analyse ergibt sich der Pflegebedarf sowie der Bedarf an erforderlichen Hilfsmitteln. Des Weiteren wird ein voraussichtlicher Entlassungstermin terminiert und es wird besprochen, welche Nachversorgung, in Form von Pflegedienst oder hausärztlicher Betreuung, nach dem Krankenhausaufenthalt benötigt wird. Anschließend wird auf der Grundlage der im Assessment erworbenen Ergebnisse ein detaillierter Versorgungsplan aufgestellt, der den erforderlichen Unterstützungsbedarf aufzeigt. Nun erfolgt die Verwandlung des Prozesses und der Case Manager fungiert als zentraler Ansprechpartner und Koordinator und nimmt Kontakt zu den Leistungserbringern auf. Dabei informiert er die unterschiedlichen Leistungserbringer, wie den ambulanten Pflegedienst, das Sanitätshaus, den Hausarzt oder die Apotheke über die Bereitstellung der benötigten Arznei- und Hilfsmittel. Der Patient soll unmittelbar nach seiner Entlassung alle benötigten Mittel zu Verfügung gestellt bekommen, sodass eine Nachversorgung unverzüglich gewährleistet werden kann. Nach der Entlassung des Patienten überwacht der Case Manager durch telefonische Abfragen oder Hausbesuche den Verlauf der Nachversorgung. Sollte ein Optimierungsbedarf bestehen, so ist es dem Case Manager möglich unverzüglich einzugreifen. Wie bei jedem Case Management Prozess erfolgt zum Ende eine Evaluation, um den Prozess abschließend zu bewerten (vgl. *HealthCare Journal*, 2011, S. 14-17). Um die Wirkung des eingeführten Prozesses zu statuieren, wurden mittels Auswertungen Daten verglichen. Dabei ging hervor, dass nach der Einführung des Case Managements 376 Patienten in den Jahren 2007 bis 2010 im Diakonissen-Stiftungs-Krankenhaus Speyer behandelt wurden. Davon wurden 116 Patienten intensiv vom Case Management betreut. Die Einführung des Case Managements führte dazu, dass die stationäre Wiederaufnahmerate von 16,4% auf 8,8% gesenkt werden konnte. Auch die Rate der Fallzusammenführungen konnte durch das Case Management von 17,9% auf 9,7% gesenkt werden. Des Weiteren konnten durch die Vermeidung einer Fallzusammenführung pro Fall 4.500€ eingespart werden. Daraus ergibt sich eine Verbesserung der ökonomischen Situation der Klinik und führt zu der Schlussfolgerung, dass die Einführung des Prozesses erfolgreich war (vgl. *Rümenapf, Morbach, Boettrich, Geiger, Nagel*, 2015, S. 25-26).

## 4.2 Vorteile einer Implementierung von Case Management

Durch den Einsatz von Case Management wird sowohl eine Kostenersparnis als auch die bestmögliche Versorgung des Patienten angestrebt. Der Patient steht im gesamten Prozesse im Fokus, was zur Folge hat, dass die Patientenzufriedenheit im gesamten steigt. Dies wirkt sich vorteilhaft auf die Krankenhäuser aus (vgl. *Österreichische Gesellschaft für Soziale Arbeit*, 2020, S. 42). In Anbetracht der finanziellen Lage der Krankenhäuser, wird ersichtlich, dass durch die Einführung des DRG Fallpauschalen-katalogs, der Druck auf Prozessveränderungen steigt. Durch das Case Management können Krankenhäuser Prozesse generieren, die die Wiederaufnahmerate senken. Dies hat zur Folge, dass Fallzusammenführungen ebenfalls geringer werden, was sich positiv auf die wirtschaftliche Situation auswirkt. Ein weiterer Vorteil ist die Steigerung der Behandlungsqualität, welche durch ein effektives Case Management gesteigert wird. Auch in Anbetracht der Abläufe lässt sich durch den Prozess eine Optimierung durchführen. Dabei werden Patienten durch festgelegte Prozesse sowohl im Krankenhaus als auch nach der Entlassung gut betreut (vgl. *Mattern, Vogelbusch, Luntz*, 2016, S. 153). Des Weiteren wird durch das Case Managements eine Vermeidung des „Drehtüreffekts" angestrebt. Dabei geht es darum, dass Patienten nach abgeschlossener Behandlung keine weiteren stationären Aufenthalte mehr benötigen. Eine Vermeidung des Drehtüreffekts hat den Vorteil, dass die Wiederaufnahmerate reduziert wird. Auch wird dabei die Senkung der Verweildauer der Patienten fokussiert. Dies hat zur Folge, dass die Patienten bei frühzeitiger Entlassung keine Kosten für das Krankenhaus erzeugen. Case Management ermöglicht dabei, durch eine effiziente und effektive Nachversorgung, den Patienten auch zu Hause die bestmögliche Betreuung zu erhalten, um die Genesung voranzutreiben (vgl. *Katharina Kasper Akademie*, o.J., o.S.).

## 5. Praxisreflexion

Im folgendem wird anhand eines Beispiels der Prozess des Case Managements reflektiert. Ein Patient mit einer Diabetes mellitus Erkrankung hatte aufgrund des jahrelangen erhöhten Blutzuckerspiegels das diabetische Fußsyndrom entwickelt. Dabei waren bei dem Patienten durch die diabetische Polyneuropathie sowie durch Gefäßschäden resultierende Durchblutungsstörungen der Grund des diabetischen Fußsyndroms. Der Patient war vor der aktuellen Krankenhauseinweisung bereits vor 20 Tagen in stationärer Behandlung. Grund der stationären Aufnahme war die schlechte Wundheilung. Aufgrund der oben genannten Diagnosen erfüllte der Patient die nötigen Zulassungskriterien, um in das Speyerer Case Management Modell aufgenommen zu werden. Zunächst setzte sich die Case Managerin mit dem Patienten zusammen, um seine aktuelle Situation aufzunehmen. Um ein detaillierteres Bild über den Krankheitsverlauf zu erhalten, schloss sie die letzten Entlassungsbriefe, in denen alle Diagnosen enthalten waren, in ihre Daten ein. Durch die Gespräche mit dem Arzt wurde schnell deutlich, dass der Betroffene sich einer Amputation des vorderen Fußes unterziehen müsse, sofern die Wundheilung nicht besser werde. Auf dieser Grundlage versuchte die Case Managerin den Pflegebedarf sowie benötigte Hilfsmittel zu eruieren. Dabei verfolgte sie das Ziel, dem

Patienten die bestmögliche Nachversorgung zu bieten. Auch wurde in Absprache mit dem zuständigen Arzt der Entlassungstermin anvisiert, um weitere Maßnahmen der Nachversorgung planen zu können. Im nächsten Schritt setzte sich die Case Managerin mit dem zuständigen Hausarzt des Patienten in Verbindung, um ihm eine ausführliche Wunddokumentation und eine Handlungsanleitung zu übermitteln. In gemeinsamer Absprache mit dem Arzt wurde eine passende Wundversorgung gewählt, die sich an dem Budget der Arztpraxis orientierte. Zudem setzte sich die Case Managerin mit der Hilfe des Arztes mit einer Physiotherapeutin in Verbindung, um dem Patienten eine Therapie zu ermöglichen, sodass dieser wieder eine gewisse Mobilität erhalten konnte. Im nächsten Schritt baute die Case Managerin Kontakt zu einem Sanitätshaus auf, um einen Entlastungsschuh für den Patienten zu organisieren. Dieser sollte vom Sanitätshaus ins Krankenhaus geliefert werden, sodass der Betroffene Zeit hatte sich daran zu gewöhnen. Im Krankenhaus erhielt er zudem eine genaue Einweisung, wie und wann er den Schuh tragen sollte. Auch wurde ein Krankenbett bestellt, welches zu Hause aufgestellt werden sollte. Um den Patienten weiterhin zu entlasten, bezog die Managerin die Frau des Betroffenen in den Prozess mit ein. Sie zeigte ihr, wie ein richtiger Verbandswechsel durchgeführt wird, sodass die Frau diesen bei ihrem Mann durchführen konnte. Im bisherigen Prozess war festzustellen, dass der Patient motiviert erschien und zuversichtlich war problemlos nach Hause zu gehen. Bevor er jedoch nach Hause konnte, mussten noch verschiedene Arzneimittel zur Verfügung gestellt werden, unter anderem Salben und Schmerzmittel. Auch ein Antibiotikatherapie wurde nochmals gestartet, um weitere Infektionen zu reduzieren. Hierfür setzte sich die Case Managerin mit der Apotheke in Verbindung, welche die benötigten Medikamente bestellte und zu dem Betroffenen nach Hause liefern ließ. Des Weiteren besuchte den Patienten ein orthopädischer Schuhmacher, um passende Schuhe für zu Hause auszumessen. Nach allen Vorkehrungen wurde der Patient entlassen und per Krankentransport nach Hause gebracht. Zu Hause angekommen, trafen sich die Frau des Betroffenen, der Betroffene, die Case Managerin sowie ein Mitarbeiter des Pflegedienstes. In dieser Runde wurden die weiteren Schritte, wie z.B. die weitere Pflege, sowohl körperlich als auch häuslich, besprochen. Es wurde vereinbart, dass alle zwei Tage ein Mitarbeiter des Pflegedienstes kommen solle, um dem Patienten bei der körperlichen Pflege zu unterstützen. Dabei sollte auch die Dokumentation der Wundheilung mittels Fotos erfolgen. Der Pflegedienstmitarbeiter kommunizierte die Bilder der Wunde mit der Case Managerin, die wiederum diese mit dem behandelnden Arzt besprach, um weitere Schritte einzuleiten. Durch die Physiotherapie und dem richtigen Umgang mit dem Entlastungsschuh gelang es dem Patienten mithilfe eines Rollators selbstständig mobil zu werden. Auch das Aufstehen aus dem Bett gelang dem Patienten reibungslos, sodass die Abholung des Krankenbettes veranlasst wurde. Der Betroffene war durch diese Maßnahme sehr motiviert und zuversichtlich, da ihm dies das Gefühl gab, einen weiteren Schritt in Richtung Normalität zu erlangen. Die Case Managerin besuchte den

Patienten einmal wöchentlich und bewertete die Umsetzung der derzeitigen Maßnahmen. Der Betroffene äußerte sich sehr positiv und zufrieden über die Unterstützung des Pflegedienstes. Auch erwähnte er, dass die Lieferung der benötigten Medikamente stets pünktlich eintreffe und er alle nötigen Mittel zur Verfügung gestellt bekomme. Er teilte der Managerin mit, dass er sich mittlerweile selbst Duschen und Waschen könne und der Pflegedienst nur noch einmal die Woche kommen müsse. Die Managerin notierte sich dies und kommunizierte das Anliegen weiter an den zuständigen Pflegedienst. Auch teilte die Managerin dem Betroffenen mit, dass der Hausarzt sowie auch der behandelnde Arzt aus dem Klinikum sehr zufrieden mit der aktuellen Wundheilung seien. Sollte die Heilung weiterhin so gut verlaufen, so stünde eine Amputation nicht mehr im Raum. Darüber war der Betroffene sehr erfreut. Dieses Mal verabredeten die beiden einen weiteren Termin für in zwei Wochen. Zuvor fand dieser wöchentlich statt. Beim nächsten Hausbesuch teilte der Patient der Managerin mit, dass er mit dem Rollator draußen war und seine Frau zum Einkaufen begleitet hat. Er merkte an, dass er die vom Orthopäden angefertigten Schuhe anzog, welche sehr bequem zu tragen waren und ihm keinerlei Schmerzen bereiteten. Der Patient hatte sich in den vergangenen Wochen sehr zum positiven entwickelt, sowohl in seiner Wundheilung als auch in seiner psychischen Verfassung. Er schöpfte neuen Lebensmut und ging mit Motivation und Freude an die Dinge in seinem Leben. Nach drei Monaten intensiver Nachversorgung erfolgte ein Evaluationsgespräch zwischen dem Patienten, dem Arzt sowie der Managerin. Darin wurde der durchgeführte Hilfeplan analysiert und bewertet. Es folgte eine Fallanalyse über den derzeitigen Stand und es wurde ermittelt, dass die Verwandlung des Hilfeplans erfolgreich durchgeführt wurde. Der Patient hatte alle erforderlichen Hilfsmittel zur Verfügung gestellt bekommen, die ihm zu einer erfolgreichen Heilung verholfen haben. Das Ziel, die Vermeidung einer Amputation, wurde zunächst erreicht, da die Wundheilung gelungen war. Auch die Mobilität des Patienten wurde wiederhergestellt, was ihm ein selbstständiges Leben ermöglichte. In Anbetracht der Fakten, waren alle Beteiligten zum Entschluss gekommen, dass kein Re-Assessment erforderlich war. Der Patient ist jetzt bereits seit fünf Monaten zu Hause und wurde in der Zeit nicht einmal stationär behandelt. Die Case Managerin sieht den Fall als erfolgreich abgeschlossen und beendet. Das Ziel der Vermeidung der stationären Wiederaufnahme des Patienten wurde in diesem Fall erreicht.

## 6. Fazit

Um die Forschungsfrage zu beantworten, lässt sich festhalten, dass der Case Management Prozess zum einen die wirtschaftliche Situation der Krankenhäuser fördert und zum anderen die Patientenzufriedenheit steigert. Durch engmaschige Betreuung der Patienten, auch über den Krankenhausaufenthalt hinaus, gelingt es den Case Managern die Wiederaufnahmerate der Patienten zu senken und einen möglichen Drehtüreffekt zu verringern. Dabei profitieren die Patienten durch effektive Netzwerkarbeit des Case Managers, der sie an passende

Leistungserbringer vermittelt. Die Netzwerkarbeit erweist sich als unabdingbar, denn Case Manager verfügen über ein weites Spektrum an Kontakten zu Ärzten, Pflegediensten oder weiteren Akteuren, was sich in der Umsetzung des Hilfeplans als äußerst essenziell erweist. Des Weiteren ist anzumerken, dass durch die individuelle Betreuung ein sofortiges Eingreifen bei Nichterfüllung des aufgestellten Hilfeplans gewährleistet werden kann. All diese Faktoren führen dazu, dass eine qualitativ gute Betreuung des Patienten gewährleistet werden kann. Auch in Anbetracht der eingeführten DRG Bestimmungen, erweist sich die Einführung des Case Management im Krankenhaus als hilfreich. Durch die Verringerung der Wiederaufnahme der Patienten, verringert sich das Patientenaufkommen. Dies hat zur Folge, dass die Krankenhäuser mehr Kapazitäten und Ressourcen für weitere Prozesse ausschöpfen können. Auch werden die finanziellen Ressourcen nicht abkömmlich verschwendet, sondern können gezielt für Patientenprozesse eingesetzt werden. Der Case Manager fungiert in seiner Position als Vernetzter zwischen Patienten, Ärzten und Pflegediensten sowie anderen Leistungserbringern. Dadurch ist gewährleistet, dass Prozesse im Gesamtbild begutachtet werden können, wodurch sowohl die Krankenhäuser als auch die Patienten profitieren. Durch individuelle Absprachen und Optimierungen, können Belegungspläne sowie Entlassungstermine besser koordiniert werden. Auch durch den aufgestellten Hilfeplan wird ermöglicht, die Ziele evaluieren zu können. Die prekäre Personalsituation in Krankenhäuser führt dazu, dass Mitarbeiter unter starkem Personalmangel erheblich vielen Aufgaben ausgesetzt sind. Dies hat die Folge der Leistungsverdichtung unter gleichbleibendem Arbeitsaufkommen. Ein gut funktionierendes Case Management wirkt dem entgegen und entlastet das Personal. Um den Case Management Prozess effektiv umzusetzen, bedarf es der Mitwirkung aller Beteiligten. So müssen sowohl Ärzte als auch Pfleger in turnusmäßigen Absprachen Informationen teilen. Auch müssen in Krankenhäusern Kapazitäten und Stellen für Case Manager geschaffen werden. Ohne diesen Prozess wird das Ziel, die Verringerung der Wiederaufnahme, nicht erreicht werden können.

# Literaturverzeichnis

*Baur, Nina, Blasius, Jörg* (2019): Handbuch Methoden der empirischen Sozialforschung, Wiesbaden: Springer Fachmedien, 2019

*Bieber, Daniel, Geiger, Manfred* (2014): Personenbezogene Dienstleistungen im Kontext komplexer Wertschöpfung, Wiesbaden: Springer Fachmedien Wiesbaden, 2014

*Bostelaar, René A., Pape, Rudolf* (2008): Case Management im Krankenhaus: Aufsätze zum Kölner Modell in Theorie und Praxis, Hannover: Schültersche, 2008

*Deimel, Dominik, Müller, Marie-Luise* (2012): Entlass Management – Vernetztes Handeln durch Patientenkoordination, Stuttgart: Thieme Verlagsgruppe, 2012

*DGGC* (2020): Case Management Leitlinien. Rahmenempfehlungen, Standards und ethische Grundlagen, in Medhochzwei, 2. Auflage, S. 2-3

*Ehlers, Corinna, Müller, Matthias, Schuster, Frank* (2017): Stärkenorientiertes Case Management – Komplexe Fälle in fünf Schritten bearbeiten, Opladen, Berlin & Toronto: Barbara Budrich Verlag, 2017

*HealthCare Journal* (2011): Versorgungsformen der Zukunft, in Zeitschriften der B. Braun Melsungen AG, 2. Ausgabe, S. 3-39

*Hellmich, Petra* (2021): Case und Care Management im Gesundheits- und Pflegebereich, Wien: Facultas Verlags- und Buchhandels AG, 2021

*Kollak, Ingrid, Schmidt, Stefan* (2019): Instrumente des Care und Case Management Prozesses, Berlin, Heidelberg: Springer Berlin Heidelberg, 2019

*Kollak, Ingrid, Schmidt, Stefan* (2016): Instrumente des Care und Case Management Prozesses, Berlin, Heidelberg: Springer Berlin Heidelberg, 2016

*Löcherbach, Peter, Klug, Wolfgang, Remmel-Faßbender, Ruth, Wendt, Wolf Rainer* (2018): Case Management Fall- und Systemsteuerung in der Sozialen Arbeit, München: Ernst Reinhardt, GmbH & Co KG, 2018

*Mattern, Katrin, Vogelbusch, Heiko, Luntz, Jana* (2016): Case Management, in medhochzwei, 3. Ausgabe, S. 105-168

*Merchel, Joachim* (2019): Handbuch Allgemeiner Sozialer Dienst, München: Ernst Reinhardt Verlag, 2019

*Monzer, Michael* (2013): Case Management: Grundlagen. Case Management in der Praxis, Heidelberg: medhochzwei, 2013

*Österreichische Gesellschaft für Soziale Arbeit* (2020): Standards für Social Work Case Management, in Positionspapier der Arbeitergemeinschaft „Case Management der Österreichischen Gesellschaft für soziale Arbeit, 1. Auflage, S. 5-94

*Rümenapf, Gerhard, Morbach, Stephan, Boettrich, Johannes, Geiger, Sandra, Nagel, Norbert* (2014): Intersektorale Versorgung von Patienten mit diabetischem Fußsyndrom, in Diabetologe, Nr. 1, S. 22-27

*Simon, Michael* (2020): Das DRG-Fallpauschalensystem für Krankenhäuser, in Forschungsförderung Working Paper, Heftnr. 196, S. 3-304

*Von Reibnitz, Christine* (2015): Case Management praktisch und effizient, Berlin: Springer Verlang Heidelberg Berlin, 2015

**Internetquellen**

*Bundesministerium für Gesundheit* (2021): Krankenhausfinanzierung, <https://www.bundesgesundheitsministerium.de/krankenhausfinanzierung.html> (2021-07-06) [Zugriff 2022-18-02]

*Diakonissen-Stiftungs-Krankenhaus Speyer* (o.J.): Innovationspreis, <https://www.diakonissen.de/diakonissen-stiftungs-krankenhaus-speyer/gefaesszentrum-speyer/innovationpreis/> [Zugriff 2022-14-02]

*Fachhochschule des Mittelstandes* (2014): Case Management – Ein Leitfaden, <https://www.fh-mittelstand.de/fileadmin/Forschung/CaMa_Leitfaden_final.pdf> (2014) [Zugriff 2022-02-22]

*Hans Böckler Stiftung* (2020): Personallücken, Pflegeengpässe, Privatisierungsdruck: Studie empfiehlt Abschaffung der DRG-Fallpauschalen, <https://www.boeckler.de/de/pressemitteilungen-2675-personallucken-pflegeengpasse-privatisierungsdruck-28345.htm> (2020-11-12) [Zugriff 2022-19-02]

*Haslinger-Katzmaier, Sabine* (2017): AAL-Case Management, <https://www.google.com/url?sa=t&rct=j&q=&esrc=s&source=web&cd=&ved=2ahUKEwiwxOHR7pr2AhWqQ_EDHZLgATI4KBAWegQIBBAB&url=https%3A%2F%2Fepub.jku.at%2Fobvulihs%2Fdownload%2Fpdf%2F2148891%3ForiginalFilename%3Dtrue&usg=AOvVaw24QS76v59fme8o8quJlb0b> (2017-06) [Zugriff 2022-24-02]

*Health & Care Management* (2015): Fallzusammenführung bei Rückverlegung, <https://www.hcm-magazin.de/fallzusammenfuehrung-bei-rueckverlegung-258693/> (2015-31-03) [Zugriff 2022-15-02]

*Katharina Kasper Akademie* (o.J.): Case Management, <https://www.katharina-kasper-aka-demie.de/beratung/case-management> [Zugriff 2022-22-02]

*Netzwerk Case Management Schweiz* (2016): Kompetenzprofil für Case Manager und Case Managerinnen, <https://www.netzwerk-cm.ch/sites/default/files/uplo-ads/30.09.2016_infounterlage_kompetenzprofil_cm_finale_version_0.pdf> (2016-09) [Zugriff 2022-10-02]

*Universitätsklinikum Frankfurt* (o.J.): Was verstehen wir unter Case Management? <https://www.kgu.de/ueber-uns/vorstand-des-universitaetsklinikums/aerztliche-direk-tion/stabsstelle-zentrales-patientenmanagement/case-management/was-verstehen-wir-unter-case-management> [Zugriff 2022-18-02]

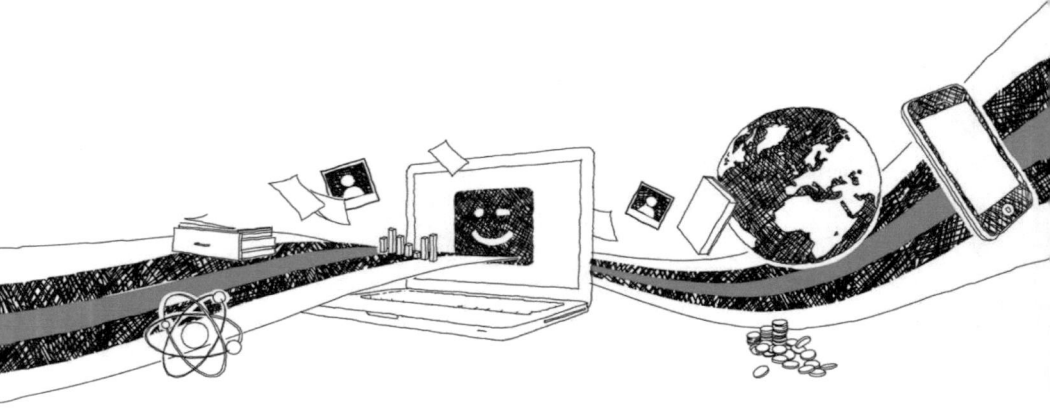
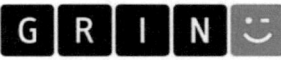